医林改错

欧阳兵　张成博　点校

清·王清任　原著

天津出版传媒集团

天津科学技术出版社

图书在版编目（CIP）数据

医林改错／（清）王清任原著；欧阳兵，张成博点
校．-- 天津：天津科学技术出版社，2000（2023.6 重印）
（实用中医古籍丛书）

ISBN 978-7-5308-2555-6

Ⅰ．①医… Ⅱ．①王…②欧…③张… Ⅲ．①医林改
错 Ⅳ．① R223.1

中国版本图书馆 CIP 数据核字（2011）第 063156 号

医林改错

YILIN GAICUO

责任编辑：胡艳杰

出　　版：	天津出版传媒集团
	天津科学技术出版社

地　　址：天津市西康路 35 号

邮　　编：300051

电　　话：（022）23332695

网　　址：www.tjkjcbs.com.cn

发　　行：新华书店经销

印　　刷：天津印艺通制版印刷股份有限公司

开本 787×1092　1/32　印张 3.625　字数 40 000

2023 年 6 月第 1 版第 10 次印刷

定价：26.00 元

内容提要

　　《医林改错》为清代著名医家王清任所著。全书两卷，以气血脏腑基础理论为依据，对古典医籍中关于人体脏腑的某些错误进行了厘定。王氏突出血瘀等证的辨证治疗，所载活血化瘀诸方，对后学颇具启发意义。该书论点鲜明，创新性强，文图并茂，重视实践，是一部极具实用价值的重要临床参考书。

点校说明

王清任（1768—1831），又名全任，字勋臣，直隶玉田（今属河北省）人。《医林改错》是王氏数十年对人体解剖结构的亲自观察研究，结合临床实践的结晶。书成于清·道光十年庚寅（1830年），以其新颖、独辟的见解和实用价值，而颇受后世医家所重，累经再版。

一、本次点校整理，以清·道光十年庚寅（1830年）京都隆福寺三槐堂刻本为底本，以清·道光二十九年乙酉（1849年）广东宏道堂本为主校本，以1914年锦章书局本及1976年人民卫生出版社本等版本为参校本。

二、本次点校以对校、本校为主，他校为辅，慎用理校。

三、底本与校本异文时，凡确认是底本错讹、脱文、衍文、倒错者，均据校本予以改正，并出校记。难定是非者，在校记中说明。

四、书中异体字，均迳改为规范简体字，不出校记。

五、原书为繁体竖排，今改为简体横排。原书之"右"，均迳改为"上"，"左"迳改为"下"，不出校记。

六、原书所载"脏腑图形"，均保持原貌，不作校改。

七、为便于阅读，正文前之序文及目录等顺序，略作调整，不出校记。

医林改错叙

余读勋臣先生《医林改错》一书,而叹天下事有人力为之者,有天意成之者。先生是书,功莫大于图绘脏腑诸形。其所以能绘诸形者,则由于亲见;其所以得亲见者,则由于稻地镇之一游也。此岂非天假之缘,而使数千载之误由先生而正之哉!惟膈膜一事,留心三十年未能查验的确,又得恒敬公确示一切,而后脏腑诸形得以照晰无疑,此非有天意玉成其间哉。至先生立方医疾,大抵皆以约治博。上卷著五十种血瘀之症,以三方治之;下卷论半身不遂,以一方治之,并审出未病以前四十种气虚之形症,非细心何能止此。论吐泻转筋,治分攻补两途,方由试验中来。论小儿抽风非中风,以大补元气一方治之,以不能言之儿,查出二十种气虚之形症,平素细心不问可知。论痘非胎毒,痘浆非血化，以六方治古人不治之六十种逆痘，颇有效者。先生之书，大抵补前人之未及，而在气虚、血瘀之症为多，今特揭诸篇首。

知非子书

自　　序

　　余著《医林改错》一书，非治病全书，乃记脏腑之书也。其中当尚有不实不尽之处，后人倘遇机会，亲见脏腑，精查增补，抑又幸矣。记脏腑后，兼记数症，不过示人以规矩。令人知外感内伤，伤人何物；有余不足，是何形状。至篇中文义多粗浅者，因业医者学问有浅深也；前后语句多重复者，恐心粗者前后不互证也。如半身不遂内有四十种气亏之症，小儿抽风门有二十种气亏之症，如遇杂症，必于六十种内互考参观，庶免谬误。望阅是书者，须详审焉。

目　　录

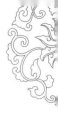

上卷

医林改错脏腑记叙

古人曰:既不能为良相,愿为良医。以良医易而良相难。余曰:不然。治国良相,世代皆有;著书良医,无一全人。其所以无全人者,因前人创著医书,脏腑错误,后人遵行立论,病本先失。病本既失,纵有绣虎雕龙之笔,裁云补月之能,病情与脏腑绝不相符,此医道无全人之由来也。

夫业医诊病,当先明脏腑。尝阅古人脏腑论及所绘之图,立言处处自相矛盾。如古人论脾胃,脾属土,土主静而不宜动,脾动则不安。既云脾动不安,何得下文又言脾闻声则动,动则磨胃化食,脾不动则食不化。论脾之动静,其错误如是。其论肺,虚如蜂窠,下无透窍,吸之则满,呼之则虚。既云下无透窍，何得又云肺中有二十四孔，行列分布，以行诸脏之气。论肺之孔窍，其错误又如是。其论肾有两枚，即腰子，两肾为肾，中间动气为命门。既云中间动气为命门，何得又云左肾为肾，右肾为命门？两肾一体，如何两立其名，有何凭据？若以中间动气为命门，藏动气者又何物也？其论肾，错误又如是。其论肝，左右有两经，即血管，从两胁肋起，上贯头目，下由少腹环绕阴器，至足大趾而止。既云肝左右有两经，何得又云肝居于左，左胁属肝？论肝分左右，其错误又如是。其论心为君主之官，神明出焉。意藏于心，意是心之机，意之所专曰志，志之动变曰思，以思谋远曰虑，用虑处物曰智，五者皆藏于心。既藏于心，何得又云脾藏意智，肾主伎巧，肝主谋虑，胆主决断？据所论，处处皆有灵机，究竟未说明生灵机者何物，藏灵机者何所？若用灵机，外有何神情，其论心如此含混。其论胃主腐熟水谷，又云脾动磨胃化食，胃之上口名曰贲门，饮食入胃，精气从贲门上输①于脾肺，宣播于诸脉。此段议论无情无理，胃下口名曰幽门，即小肠上口。其论小肠为受盛之官，化物出焉，言饮食入小肠化粪，下至阑门，即小肠下口，分别清浊，粪归大肠，自肛门出，水归膀胱为尿。如此论，尿从粪中渗出，其气当臭，尝用童子小便，并问及自饮小便之人，只言味咸，其气不臭。再者，食与水合化为粪，粪必稀溏作泻，在鸡鸭无小便则可，在马牛有小便则不可，何况乎人！看小肠化食，水自阑门出一节，真是千古笑谈！其论心包络，细筋如丝，与心肺相连者心包络也。又云心外黄脂是心包络，又云心下横膜之上，竖膜之下黄脂是心包络，又云膻中有名无形者，乃心包络也。既云有名无形，何得又云手中指之经，乃是手厥阴心包络之经也？论

---

① 输：原误作"轮"，据清·道光乙酉宏道堂本改。

心包络竟有如许之多，究竟心包络是何物，何能有如许之多耶？其论三焦更为可笑。《灵枢》曰：手少阴三焦主乎上，足太阳三焦主乎下，已是两三焦矣。《难经·三十一难》论三焦：上焦在胃之上，主内而不出；中焦在胃中脘，主腐熟水谷；下焦在脐下，主分别清浊。又云：三焦者，水谷之道路。此论三焦是有形之物。又云：两肾中间动气，是三焦之本。此论三焦是无形之气。在《难经》，一有形，一无形，又是两三焦。王叔和所谓有名无状之三焦者，盖由此也。至陈无择以脐下脂膜为三焦，袁淳甫以人身著内一层，形色最赤者为三焦，虞天民指空腔子为三焦，金一龙有前三焦、后三焦之论。论三焦者不可以指屈，有形无形，诸公尚无定准，何得云手无名指之经是手少阳三焦之经也？其中有自相矛盾者，有后人议驳未当者。总之，本源一错，万虑皆失。

余尝有更正之心，而无脏腑可见。自

恨著书不明脏腑，岂不是痴人说梦；治病不明脏腑，何异于盲子夜行！虽竭思区画，无如之何。十年之久，念不少忘。至嘉庆二年丁巳，余年三十。四月初旬，游于滦州之稻地镇，其时彼处小儿正染瘟疹痢症，十死八九。无力之家，多半用代席裹埋。代席者，代棺之席也。彼处乡风，更不深埋，意在犬食，利于下胎不死。故各义冢中，破腹露脏之儿，日有百余。余每日压马过其地，初未尝不掩鼻。后因念及古人所以错论脏腑，皆由未尝亲见，遂不避污秽，每日清晨，赴其义冢，就群儿之露脏者细视之。犬食之余，大约有肠胃者多，有心肝者少，互相参看。十人之内，看全不过三人。连视十日，大约看全不下三十余人。始知医书中所绘脏腑形图，与人之脏腑全不相合，即件数多寡亦不相符。惟胸中膈膜一片，其薄如纸，最关紧要。及余看时，皆以①破坏，未能验明在心上

---

① 以：通"已"。

心下，是斜是正，最为遗憾。至嘉庆四年六月，余在奉天府，有辽阳州一妇，年二十六岁，因疯疾打死其夫与翁，解省拟剐，跟至西关，忽然醒悟，以彼非男子，不忍近前。片刻，行刑者提其心与肝肺，从面前过，细看与前次所看相同。后余在京时，嘉庆庚辰年，有打死其母之剐犯，行刑于崇文门外吊桥之南，却得近前，及至其处，虽见脏腑，膈膜已破，仍未得见。道光八年五月十四日，剐逆犯张格尔，及至其处，不能近前，自思一篑未成，不能终止。不意道光九年十二月十三日夜间，有安定门大街板厂胡同恒宅，请余看症，因谈及膈膜一事，留心四十年，未能审验明确。内有江宁布政司恒敬公，言伊曾镇守哈密，领兵于喀什噶尔，所见诛戮①逆尸最多，于膈膜一事知之最悉。余闻言喜出望外，即拜叩而问之，恒公鉴余苦衷，细细说明形状。余于脏腑一事，访验四十二年，方

---

① 戮:lù（路），杀。

得的确，绘成全图。意欲刊行于世，惟恐后人未见脏腑，议余故叛经文；欲不刊行，复虑后世业医受祸，相沿又不知几千百年。细思黄帝虑生民疾苦，平素以灵枢之言，下问岐伯、鬼臾区，故名《素问》。二公如知之的确，可对君言，知之不确，须待参考，何得不知妄对，遗祸后世。继而秦越人著《难经》，张世贤割裂《河图洛书》为之图注，谓心肝肺以分两计之，每件重几许；大小肠以尺丈计之，每件长若干；胃大几许，容谷几斗几升。其言仿佛似真，其实脏腑未见，以无凭之谈，作欺人之事，利己不过虚名，损人却属实祸。窃财犹谓之盗，偷名岂不为贼！千百年后，岂无知者！今余刻此图，并非独出己见，评论古人之短长。非欲后人知我，亦不避后人罪我，惟愿医林中人，一见此图，胸中雪亮，眼底光明，临症有所遵循，不致南辕北辙，出言含混，病或少失，是吾之厚望，幸仁人君子，鉴而谅之。

时道光庚寅孟冬直隶玉田县王清任书于京邸知一堂

古人脏腑图 ①

古人所绘脏腑图形如此：

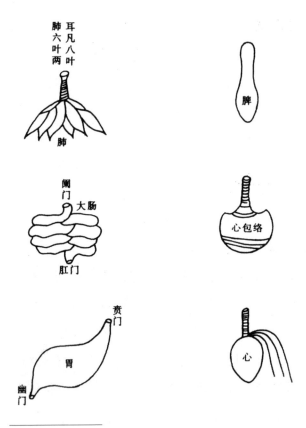

医林改错

---

① 古人脏腑图：原阙，据目录补。

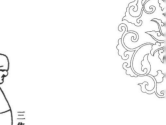

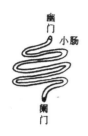

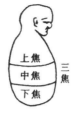

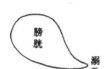

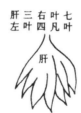

亲见改正脏腑图①

余将亲见诸脏腑显隐之形，绘于其后。

---

① 亲见改正脏腑图：原阙，据目录补。

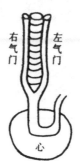

左气门、右气门，两管归中一管入心，由心左转出，横行，后接卫总管。心长在气管之下，非在肺管之下。心与肺叶上棱齐。

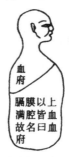

膈膜以上，仅止肺、心、左右气门，余无他物。其余皆膈膜以下物。人身膈膜是上下界物。

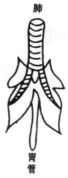

肺管至肺分两杈，入肺两叶，直贯到底，皆有节。肺内所存皆轻浮

白沫，如豆腐沫，有形无体。两大叶大面向背，小面向胸，上有四尖向胸，下一小片亦向胸。

　　肺外皮实无透窍，亦无行气之二十四孔。

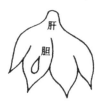

　　肝四叶，胆附于肝右边第二叶。总提长于胃上，肝又长于总提之上。大面向上，后连于脊。肝体坚实，非肠、胃、膀胱可比，绝不能藏血。

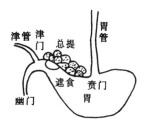

　　胃府之体质，上口贲门在胃上正中，下口幽门亦在胃上偏右。幽门之左寸许名津门。胃内津门之左，有疙瘩如枣，名遮食。胃外津门左，名总提，肝连于其上。

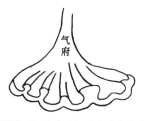

　　胃在腹，是乎铺卧长，上口向脊，下口向右，底向腹，连出水道。气府，俗名鸡冠油，下棱抱小肠。气府内，小肠外，乃存元气之所。元气化食，人身生命之源，全在于此。

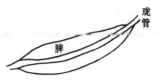

　　脾①中有一管。体象玲珑,易于出水,故名珑管。脾之长短与胃相等。脾中间一管,即是珑管。另画珑管者,谓有出水道,令人易辨也。

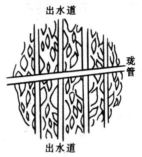

　　此系小肠外有气府包裹之中是珑管,水由珑管分流两边出水道,由出水道渗出,沁入膀胱为尿。出水道中有回血管,其余皆系水管。

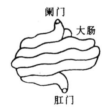

　　大肠上口即小肠下口,名曰阑门。大肠下口即肛门。

----

　　① 脾:原误作胃,据贾廷玉本改。

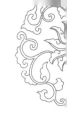

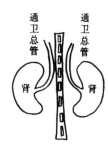

两肾凹处有气管两根，通卫总管。两傍肾体坚实，内无孔窍，绝不能藏精。

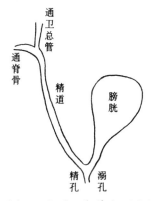

膀胱有下口，无上口。下口归玉茎，精道下孔亦归玉茎。精道在妇女名子宫。

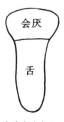

舌后白片，名曰会厌，乃遮盖左右气门、喉门之物。

卫总管由 此湾处接 心左所出 之管

荣总管由此湾处入血府

此细管系荣总管即血管

通气府 通精道 上一管 下一管

此系卫总管即气管俗名腰管

此十一短管通脊骨

此左右两管通两胳膊

通两肾 此左右两管

通两腿 此左右两管

　　古人言经络是血管，由每脏腑向外长两根，惟膀胱长四根。余亲见百余脏腑，并无向外长血管之形，故书于图后以记之。

会厌、左气门、右气门、卫总管、荣总管、气府、血府记

　　欲知脏腑体质，先明出气、入气与进

饮食之道路。古人谓舌根后名曰喉,喉者候也,候气之出入,即肺管上口是也。喉之后名曰咽,咽者嚥也,嚥饮食入胃,即胃管上口是也。谓咽以纳食,喉以纳气,为千古不易之定论。自《灵》《素》至今,二千年来,无人知其错而改正者。如咽嚥饮食入胃,人所共知。惟喉候气之出入一节,殊欠明白。不知肺两叶大面向背,上有四尖向胸,下一小片亦向胸。肺管下分为两杈,入肺两叶,每杈分九中杈,每中杈分九小杈,每小杈长数小枝,枝之尽头处,并无孔窍,其形仿佛麒麟菜①。肺外皮亦无孔窍,其内所存皆轻浮白沫。肺下实无透窍,亦无行气之二十四孔。先贤论吸气则肺满,呼气则肺虚,此等错误,不必细辨。人气向里吸,则肚腹满大,非肺满大;气向外呼,则肚腹虚小,非肺虚小。出气、入气、吐痰、吐饮、唾津、流涎,与肺毫无干涉。肺管之后,胃管之前,左右两边凹处,

---

① 麒麟菜:"鹿角菜"之别称,一名"石花菜"。

有气管两根，其粗如箸，上口在会厌之下，左曰左气门，右曰右气门，痰、饮、津、涎由此气管而出。古人误以咳嗽、喘急、哮吼等症为肺病者，因见其症自胸中来。再者，临症查有外感，用发散而愈，有燥痰用清凉而愈，有积热用攻下而愈，有气虚用补中而愈，有阴亏用滋阴而愈，有瘀血用逐瘀而愈，扬扬得意，立言著书，以为肺病无疑。不知左气门、右气门两管由肺管两傍下行，至肺管前面半截处，归并一根，如树两杈归一本，形粗如箸，下行入心，由心左转出，粗如笔管，从心左后行，由肺管左边过肺入脊前，下行至尾骨，名曰卫总管，俗名腰管。自腰以上，向腹长两管，粗如箸，上一管通气府，俗名鸡冠油，如倒提鸡冠花之状。气府乃抱小肠之物，小肠在气府是横长。小肠外，气府内，乃存元气之所。元气即火，火即元气，此火乃人生命之源。食由胃入小肠，全仗元气蒸化，元气足则食易化，元气虚则食难化。此记向腹之上一管。下一管大约是通男子之精道，女子之子宫。独此一管，细心查看，未能查验的确，所以疑似。以俟后之业医者，倘遇机会，细心查看再补。卫总管对背心两边有两管，粗如箸，向两肩长；对腰有两管，通连两肾；腰下有两管，能两胯；腰上对脊正中，有十一短管连脊，此管皆行气，行津液。气足火旺，将津液煎稠，稠者名曰痰；气虚火衰，不能煎熬津液，津液必稀[①]，稀者名曰饮。痰饮在管，总以管中之气上攻，上行过心，由肺管前气管中出左右气门。痰饮津涎本气管中物，古人何以误为肺中物？因不知肺管前有气管相连而长，止知痰饮津涎自胸中来，便疑为肺中物，总是未亲见脏腑之故。手握足步，头转身摇，用行舍藏，全凭此气。人气向里吸则气府满，气府满则肚腹大；气向外呼则气府虚，气府虚则肚腹小。卫总管行气之府，其中无血。若血归气府，血必

① 稀：原误作浠，据清·道光乙酉宏道堂本改。

随气而出，上行则吐血、衄血，下行则溺血、便血。卫总管之前相连而长，粗如箸，名曰荣总管，即血管，盛血，与卫总管长短相等。其内之血，由血府灌溉。血府即人胸下膈膜一片，其薄如纸，最为坚实。前长与心口凹处齐，从两胁至腰上，顺长如坡，前高后低，低处如池，池中存血，即精汁所化，名曰血府。精汁详胃津门条下。前所言会厌，即舌后之白片，乃遮盖左右气门、喉门之物也。

津门、津管、遮食、总提、珑管、出水道记

咽下胃之一物，在禽名曰嗉，在兽名曰肚，在人名曰胃。古人画胃图，上口在胃上，名曰贲门；下口在胃下，名曰幽门。言胃上下两门，不知胃是三门。画胃竖长，不知胃是横长，不但横长，在腹是平铺卧长。上口贲门向脊，下底向腹。下口幽门亦在胃上，偏右胁向脊。幽门之左寸许，另有一门，名曰津门。津门上有一管，

名曰津管，是由胃出精汁水液之道路。津管一物，最难查看，因上有总提遮盖。总提俗名胰子，其体长于贲门之右，幽门之左，正盖津门。总提下前连气府，提小肠，后接提大肠，在胃上，后连肝，肝连脊。此是膈膜以下，总提连贯胃、肝、大小肠之体质。饮食入胃，食留于胃，精汁水液先由津门流出，入津管。津管寸许外，分三杈，精汁清者入髓府化髓，津汁浊者由上杈卧则入血府，随血化血。其水液由下杈，从肝之中间穿过入脾。脾中间有一管，体相玲珑，名曰珑管。水液由珑管分流两边，入出水道。出水道形如鱼网，俗名网油。水液由出水道渗出，泌入膀胱，化而为尿。出水道出水一段，体查最难。自嘉庆二年看脏腑时，出水道有满水铃铛者，有无水铃铛者，于理不甚透彻。以后诊病，查看久病寿终之人，临时有多饮水者，有少饮水者，有不饮水者，故后其水仍然在腹。以此与前所看者参考，与出水道出水一节，虽然近理，仍不敢为定准。后以畜较之，遂喂遂杀之畜，网油满水铃铛；三四日不喂之畜，杀之无水铃铛，则知出水道无疑。前言饮食入胃，食留于胃，精汁水液自津门流出，津门既孔如箸大，能向外流精汁水液，稀粥岂不能流出？津门虽孔如箸大，其处胃体甚厚，四围靠脐缩小，所以水能出而食不能出。况胃之内，津门之左一分远，有一疙瘩，形如枣大，名曰遮食，乃挡食放水之物，待精汁水液流尽，食方腐熟，渐入小肠，化而为粪。小肠何以化食为粪？小肠外有气府，气府抱小肠。小肠外，气府内，乃存元气之所，元气化食。此处与前气府参看。化粪入大肠，自肛门出。此篇记精汁由胃出津门，生津生血；水液由珑管、出水道入膀胱为尿；食由胃入小肠，元气蒸化为粪之原委也。

脑 髓 说

灵机记性不在心在脑一段,本不当说,纵[①]然能说,必不能行。欲不说,有许多病,人不知源,思至此,又不得不说。不但医书论病,言灵机发于心,即儒家谈道德,言性理,亦未有不言灵机在心者。因创始之人,不知心在胸中,所办何事;不知咽喉两傍,有气管两根,行至肺管前,归并一根,入心,由心左转出,过肺入脊,名曰卫总管,前通气府、精道,后通脊,上通两肩,中通两肾,下通两腿,此管乃存元气与津液之所。气之出入,由心所过,心乃出入气之道路,何能生灵机,贮记性?灵机记性在脑者,因饮食生气血,长肌肉,精汁之清者,化而为髓,由脊骨上行入脑,名曰脑髓。盛脑髓者,名曰髓海。其上之骨,名曰天灵盖。两耳通脑,所听之声归于

---

① 纵:原作"总",据清·道光乙酉宏道堂本改。

脑。脑气虚,脑缩小,脑气与耳窍之气不接,故耳虚聋;耳窍通脑之道路中,若有阻滞,故耳实聋。两目即脑汁所生,两目系如线,长于脑,所见之物归于脑,瞳人白色,是脑汁下注,名曰脑汁入目。鼻通于脑,所闻香臭归于脑。脑受风热,脑汁从鼻流出,涕浊气臭,名曰脑漏。看小儿初生时,脑未全,囟门软,目不灵动,耳不知听,鼻不知闻,舌不言。至周岁,脑渐生,囟门渐长,耳稍知听,目稍有灵动,鼻微知香臭,舌能言一二字。至三四岁,脑髓渐满,囟门长全,耳能听,目有灵动,鼻知香臭,言语成句。所以小儿无记性者,脑髓未满;高年无记性者,脑髓渐空。李时珍曰:脑为元神之府。金正希曰:人之记性皆在脑中。汪讱庵曰:今人每记忆往事,必闭目上瞪而思索之。脑髓中一时无气,不但无灵机,必死一时;一刻无气,必死一刻。

试看痫症,俗名羊羔风,即是元气一

时不能上转入脑髓。抽时正是活人死脑袋。活人者，腹中有气，四肢抽搐；死脑袋者，脑髓无气，耳聋、眼天吊如死。有先喊一声而后抽者，因脑先无气，胸中气不知出入，暴向外出也。正抽时胸中有漉漉之声者，因津液在气管，脑无灵机之气，使津液吐咽，津液逗留在气管，故有此声。抽后头痛昏睡者，气虽转入于脑，尚未足也。小儿久病后，元气虚抽风，大人暴得气厥，皆是脑中无气，故病人毫无知识。以此参考，岂不是灵机在脑之证据乎！

气血合脉说

脉之形，余以实情告后人。若违心装神仙，丧天良评论，必遭天诛。

气府存气，血府存血。卫总管由气府行周身之气，故名卫总管。荣总管由血府行周身之血，故名荣总管。卫总管体厚形粗，长在脊骨之前，与脊骨相连，散布头面四肢，近筋骨长，即周身气管。荣总管体薄形细，长在卫总管之前，与卫总管相连，散布头面四肢，近皮肉长，即周身血管。气在气府，有出有入，出入者呼吸也。目视耳听，头转身摇，掌握足步，灵机使气之动转也。血自血府入荣总管，由荣总管灌入周身血管，渗于管外，长肌肉也。气管近筋骨生，内藏难见；血管近皮肉长，外露易见。气管行气，气行则动；血管盛血，静而不动。头面四肢按之跳动者，皆是气管,并非血管。如两眉梭骨后凹处,俗名两太阳,是处肉少皮连骨,按之跳动,是通头面之气管。两足大趾次趾之端,是处肉少皮连骨,按之跳动,是通两足之气管。两手腕横纹高骨之上,是处肉少皮连骨,按之跳动,是通两手之气管。其管有粗有细,有直有曲。各人体质不同,胳膊肘下近手腕肉厚,气管外露者短;胳膊肘下近手腕肉薄,气管外露者长。如外感中人,风入气管,其管必粗,按之出肤;寒入气管,管中津液必凝,凝则阻塞其气,按之跳动必慢;火入气管,火气上炙,按之跳动必急。人壮邪气胜,管中气多,按之必实大有力;人弱正气衰,管中气少,按之必虚小无力。久病无生机之人,元气少,仅止上行头面两手,无气下行,故足面按之不动。若两手腕气管上,按之似有似无,或细小如丝,或指下微微乱动,或按之不动,忽然一跳,皆是气将绝之时。此段言人之气管,生平有粗细、曲直之不同。管有短长者，因手腕之肉有薄厚也；按之大小者，虚实也；跳动之急慢者，寒火之分也。前所言，明明是脉，不言脉者，因前人不知有左气门、右气门、血府、气府、卫总管、荣总管、津门、津管、总提、遮食、珑管、出水道，在腹是何体质，有何用处。论脏腑、包络，未定准是何物。论经络、三焦，未定准是何物，并不能指明经络是气管、血管。论脉理，首句便言脉为血府，百骸贯通，言脉是血管，气血在内流通，周而复始。若以流通而论，此处血真能向彼处流，彼处当有空隙之地。有空隙之地则是血虚，无空隙之地血流归于何处？古人并不知脉是气管，竟著出许多脉诀，立言虽多，论部位一人一样，并无相同者。

古人论脉二十七字，余不肯深说者，非谓古人无容足之地，恐后人对症无谈脉之言。诊脉断死生易，知病难。治病之要诀，有明白气血。无论外感内伤，要知初病伤人何物，不能伤脏腑，不能伤筋骨，不能伤皮肉，所伤者无非气血。气有虚实，实者邪气实，虚者正气虚。正气虚，当与半身不遂门四十种气虚之症、小儿抽风门二十种气虚之症互相参考。血有亏瘀，血亏必有亏血之因，或因吐血、衄血，或因溺血、便血，或破伤流血过多，或崩漏、产后伤血过多。若血瘀，有血瘀之症可查，后有五十种血瘀症相互参考。惟血府之血，瘀而不活，最难分别。后半日发烧，前半夜更甚，后半夜轻，前半日不烧，此是血府血瘀。血瘀之轻者，不分四段，惟日落前后烧两时。再轻者或烧一时，此内烧兼身热而言。若午后身凉，发烧片刻，乃气虚参芪之症；若天明身不热，发烧只一阵，乃参附之症。不可混含从事。

心 无 血 说

余友薛文煌，字朗斋，通州人，素知医。道光十年二月，因赴山东，来舍辞行。闲谈言及古人论生血之源，有言心生血，脾统血者；有言脾生血，心统血者，不知宗谁。余曰皆不可宗。血是精汁入血府所化，心乃是出入气之道路，其中无血。朗斋曰：吾兄所言不实，诸物心皆有血，何独人心无血？余曰：弟指何物心有血？曰：古方有遂心丹治癫狂，用甘遂末以猪心血和为丸，岂不是猪心有血之凭据？余曰：此古人之错，非心内之血，因刀刺破其心，腔子内血流入于心。看不刺破之心，内并无血，余见多多。试看杀羊者，割其颈项，不刺心，心内亦无血。又曰：不刺心，何死之速？余曰：满腔血从刀口流，所以先流者速，继而周身血退还腔子，所以后流者迟。血尽气散，故死之速。如人斗殴破伤，流血过多，气散血亡，渐至抽风，古人立名曰破伤风,用散风药治死受伤者,凶手拟抵,治一个即是死两个。若明白气散血^①亡之义,即用黄芪半斤,党参四两,大补其气,救一人岂不是救两人。朗斋点首而别。

方　叙

余不论三焦者，无其事也。在外分头面四肢，周身血管；在内分膈膜上下两段，膈膜以上，心肺咽喉，左右气门，其余之物皆在膈膜以下。立通窍活血汤治头面四肢、周身血管血瘀之症，立血府逐瘀汤治胸中血府血瘀之症，立膈下逐瘀汤治肚腹血瘀之症。病有千状万态，不可以余为全书。查证有王肯堂《证治准绳》，查方有周定王朱橚①《普济方》，查药有李时珍《本草纲目》，三书可谓医学之渊源。可读可记有国朝之《医宗金鉴》，理足方效有吴又可《瘟疫论》。其余名家，虽未见脏腑，而攻伐补泻之方，效者不少。余何敢云著书，不过因著《医林改错·脏腑图记》后，将平素所治气虚、血瘀之症，记数条示人以规矩，并非全书。不善读者，以余之书为全书，非余误人，是误余也。

① 橚：原误作"绣"，据清·文成堂本改。

通窍活血汤所治之症目 ①

通窍活血汤所治之病，开列于后。

头发脱落

伤寒、温病后头发脱落，各医书皆言伤血，不知皮里肉外血瘀，阻塞血路，新血不能养发，故发脱落。无病脱发，亦是血瘀。用药三付发不脱，十付必长新发。

眼疼白珠红

眼疼白珠红，俗名暴发火眼。血为火烧，凝于目珠，故白珠红色。无论有云翳无云翳，先将此药吃一付，后吃加味止痛没药散，一日二付，三两日必全愈。

糟鼻子

色红是血瘀，无论三二十年，此方服三付可见效，二三十付可全愈。舍此之外，并无验方。

耳聋年久

耳孔内小管通脑，管外有瘀血，靠挤管闭，故耳聋。晚服此方，早服通气散，一

上卷
031

---

① 通窍活血汤所治之症目：原阙，据目录补。

日两付,三二十年耳聋可愈。

白癜风

血瘀于皮里,服三五付可不散漫再长,服三十付可愈。

紫癜风

血瘀于肤里,治法照白癜风,无不应手取效。

紫印脸

脸如打伤,血印色紫成片,或满脸皆紫,皆血瘀所致。如三五年,十付可愈;若十余年,三二十付必愈。

青记脸如墨

血瘀症,长于天庭者多,三十付可愈。白癜、紫癜、紫印、青记,自古无良方者,不知病源也。

牙疳

牙者骨之余,养牙者血也。伤寒、瘟疫、痘疹、瘄块,皆能烧血,血瘀牙床紫,血死牙床黑,血死牙脱,人岂能活?再用凉药凝血,是促其死也。遇此症,将此药晚服一付,早服血府逐 ① 瘀汤一付,白日煎黄芪八钱,徐徐服之,一日服完。一日三付,三日可见效,十日大见效,一月可全愈。纵然牙脱五七个,不穿腮者皆可活。

出气臭

血府血瘀,血管血必瘀,气管与血管相连,出气安得不臭?即风从花里过来香之义。晚服此方,早服血府逐瘀汤,三五日必效。无论何病,闻出臭气,照此法治。

妇女干劳

经血三四月不见,或五六月不见,咳嗽急喘,饮食减少,四肢无力,午后发烧,至晚尤甚。将此方吃三付或六付,至重者九付,未有不全愈者。

男子劳病

初病四肢酸软无力,渐渐肌肉消瘦,饮食减少,面色黄白,咳嗽吐沫,心烦急躁,午后潮热,天亮汗多。延医调治,始而滋阴,继而补阳,补之不效,则云虚不受

---

① 逐:原误作"通",据文英堂本改。

补，无可无何。可笑著书者，不分别因弱致病，因病致弱。果系伤寒、瘟疫大病后，气血虚弱，因虚弱而病，自当补弱而病可痊。本不弱而生病，因病久致身弱，自当去病，病去而元气自复。查外无表症，内无里症，所见之症皆是血瘀之症。常治此症，轻者九付可愈，重者十八付可愈。吃三付后，如果气弱，每日煎黄芪八钱，徐徐服之，一日服完，此攻补兼施之法。若气不甚弱，黄芪不必用，以待病去，元气自复。

交节病作

无论何病，交节病作，乃是瘀血。何以知其是瘀血？每见因血结吐血者，交节亦发，故知之。服三付不发。

小儿疳症

疳病初起，尿如米泔，午后潮热，日久青筋暴露，肚大坚硬，面色青黄，肌肉消瘦，皮毛憔悴，眼睛发眍①。古人以此症在

---

① 眍：yān（烟），两目无神。

大人为劳病，在小儿为疳疾。照前症再添某病，则曰某疳，如脾疳、疳泻、疳肿、疳痢、肝疳、心疳、疳渴、肺疳、肾疳、疳热、脑疳、眼疳、鼻疳、牙疳、脊疳、蛔疳、无辜疳、丁奚疳、哺露疳，分病十九条，立五十方，方内多有栀子、黄连、羚羊、石膏大寒之品。因论病源系乳食过饱，肥甘无节，停滞中脘，传化迟滞，肠胃渐伤，则生积热，热盛成疳，则消耗气血，煎灼津液，故用大寒以清积热。余初时对症用方，无一效者。后细阅其论，因饮食无节，停滞中脘，此论是停食，不宜大寒之品。以传化迟滞，肠胃渐伤，则生积热之句而论，当是虚热，又不宜用大寒之品。后遇此症，细心审查，午后潮热，至晚尤甚，乃瘀血也。青筋暴露，非筋也，现于皮肤者血管也。血管青者，内有瘀血也。至肚大坚硬成块，皆血瘀凝结而成。用通窍活血汤以通血管，用血府逐瘀汤去午后潮热，用膈下逐瘀汤消化积块，三方轮服，未有不愈者。

通窍活血汤

赤芍一钱　　川芎一钱　　桃仁三钱,研泥

红花三钱　　老葱三根,切碎　　鲜姜三钱,切碎

红枣七个,去核　　麝香五厘,绢包

　　用黄酒半斤,将前七味煎一盅,去渣;将麝香入酒内,再煎二沸,临卧服。方内黄酒,各处分量不同,宁可多二两,不可少。煎至一盅,酒亦无味,虽不能饮酒之人,亦可服。方内麝香,市井易于作假,一钱真可合一两假,人又不能辨。此方麝香最要紧,多费数文,必买好的方妥,若买当门子①更佳。大人一连三晚,吃三付,隔一日再吃三付。若七八岁小儿,两晚吃一付;三两岁小儿,三晚吃一付。麝香可煎三次,再换新的。

【方歌】

　　通窍全凭好麝香　　桃红大枣老葱姜

　　川芎黄酒赤芍药　　表里通经第一方

---

①　当门子:麝香的上佳之品。

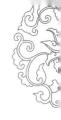

加味止痛没药散

治初起眼痛白珠红,后起云翳。

没药三钱　血竭三钱　大黄二钱　朴硝二钱　石决明三钱,煅

为末,分四付,早晚清茶调服。眼科外症,千古一方。

通气散

治耳聋不闻雷声。余三十岁立此方。

柴胡一两　香附一两　川芎五钱

为末,早晚开水冲服三钱。

血府逐瘀汤所治之症目

血府逐瘀汤所治之病,开列于后。

头痛

头疼有外感,必有发热、恶寒之表症,发散可愈;有积热,必舌干口渴,用承气可愈;有气虚,必似痛不痛,用参芪可愈。查患头疼者,无表症,无里症,无气虚痰饮等症,忽犯忽好,百方不效,用此方一剂而愈。

胸痛

胸疼在前面,用木金散可愈;后通背亦疼,用瓜蒌薤白白酒汤可愈;在伤寒,用瓜蒌、陷胸、柴胡等皆可愈。有忽然胸疼,前方皆不应,用此方一付,痛立止。

胸不任物

江西巡抚阿霖公,年七十四,夜卧露胸可睡,盖一层布压则不能睡,已经七年。召余诊之,此方五付全愈。

胸任重物

一女二十二岁,夜卧令仆妇坐于胸方睡,已经二年。余亦用此方,三付而愈。设一齐问病源,何以答之。

天亮出汗

醒后出汗,名曰自汗;因出汗醒,名曰盗汗。盗散人之气血,此是千古不易之定论。竟有用补气、固表、滋阴、降火服之不效,而反加重者。不知血瘀亦令人自汗、盗汗,用血府逐瘀汤,一两付而汗止。

食自胸右下

食自胃管而下，宜从正中。食入咽，有从胸右边咽下者，胃管在肺管之后，仍由肺叶之下转入肺前，由肺下至肺前，出膈膜入腹。肺管正中，血府有瘀血，将胃管挤靠于右，轻则易治，无碍饮食也；重则难治，挤靠胃管弯而细，有碍饮食也。此方可效，全愈难。

心里热名曰灯笼病

身外凉，心里热，故名灯笼病，内有瘀血。认为虚热，愈补愈瘀；认为实火，愈凉愈凝。三两付血活热退。

瞀闷

即小事不能开展，即是血瘀。三付可好。

急躁

平素和平，有病急躁，是血瘀。一二付必好。

夜睡梦多

夜睡梦多是血瘀。此方一两付全愈，

外无良方。

呃逆 俗名打咯忒

因血府血瘀,将通左气门、右气门归并心上一根气管从外挤严,吸气不能下行,随上出,故呃气。若血瘀甚,气管闭塞,出入之气不通,闷绝而死。古人不知病源,以橘皮竹茹汤、承气汤、都气汤、丁香柿蒂汤、附子理中汤、生姜泻心汤、代赭旋覆汤、大小陷胸等汤治之,无一效者。相传咯忒伤寒、咯忒瘟病必死。医家因古无良法,见此症则弃而不治。无论伤寒、瘟疫、杂症,一见呃逆,速用此方,无论轻重,一付即效。此余之心法也。

饮水即呛

饮水即呛,乃会厌有血滞。用此方极效。古人评论全错,余详于痘症条。

不眠

夜不能睡,用安神养血药治之不效者,此方若神。

小儿夜啼

何得白日不啼,夜啼者,血瘀也。此方一两付全愈。

心跳心忙 [①]

心跳心忙,用归脾、安神等方不效,用此方百发百中。

夜不安

夜不安者,将卧则起,坐未稳,又欲睡,一夜无宁刻,重者满床乱滚。此血府血瘀。此方服十余付,可除根。

俗言肝气病

无故爱生气,是血府血瘀。不可以气治,此方应手效。

干呕

无他症,惟干呕,血瘀之症。用此方化血,而呕立止。

晚发一阵热

每晚内热,兼皮肤热一时。此方一付可愈,重者两付。

---

① 心忙:心烦不宁。

血府逐瘀汤

当归三钱　　生地三钱　　桃仁四钱　　红花
三钱　　枳壳二钱　　赤芍二钱　　柴胡一钱　　甘
草二钱　　桔梗一钱半　　川芎一钱半　　牛膝三钱
水煎服。

【方歌】

血府当归生地桃　　红花甘草壳赤芍
柴胡芎桔牛膝等　　血化下行不作劳

膈下逐瘀汤所治之症目 ①

膈下逐瘀汤所治之症，开列于后。

积块

积聚一症，不必论古人立五积、六聚、
七癥、八瘕之名，亦不议驳其错，驳之未免
过烦。今请问在肚腹能结块者是何物？
若在胃结者必食也，在肠结者燥粪也。积
块日久，饮食仍然如故，自然不在肠胃之
内，必在肠胃之外。肠胃之外，无论何处，
皆有气血。气有气管，血有血管。气无形
不能结块，结块者必有形之血也。血受寒

---

① 膈下逐瘀汤所治之症目：原阙，据目录补。

则凝结成块,血受热则煎熬成块。竖血管凝结则成竖条,横血管凝结则成横条,横竖血管皆凝结,必接连成片,片凝日久,厚而成块。既是血块当发烧,要知血府血瘀必发烧。血府,血之根本,瘀则殒命。肚腹血瘀不发烧,肚腹,血之梢末,虽瘀不致伤生。无论积聚成块在左肋、右肋、脐左、脐右、脐上、脐下,或按之跳动,皆以此方治之,无不应手取效。病轻者少服,病重者多服,总是病去药止,不可多服。倘病人气弱,不任克消,原方加党参三五钱皆可,不必拘泥。

小儿痞块

小儿痞块,肚大青筋,始终总是血瘀为患。此方与前通窍活血汤、血府逐瘀汤三方轮转服之月余,未有不成功者。

痛不移处

凡肚腹疼痛,总不移动,是血瘀。用此方治之极效。

卧则腹坠

病人夜卧,腹中似有物,左卧向左边坠,右卧向右边坠,此是内有血瘀。以此方为主,有杂症兼以他药。

肾泻

五更天泻三两次,古人名曰肾泄。言是肾虚,用二神丸、四神丸等药,治之不效,常有三五年不愈者。病不知源,是难事也。不知总提上有瘀血,卧则将津门挡严,水不能由津门出,由幽门入小肠,与粪合成一处,粪稀溏,故清晨泻三五次。用此方逐总提上之瘀血,血活津门无挡,水出泻止,三五付可全愈。

久泻

泻肚日久,百方不效,是总提瘀血过多,亦用此方。

膈下逐瘀汤

灵脂二钱,炒　当归三钱　川芎三钱　桃仁三钱,研泥　丹皮二钱　赤芍二钱　乌药二钱　元胡一钱　甘草三钱　香附钱半　红花三

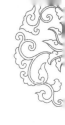

钱　枳壳钱半

　　水煎服。

【方歌】

膈下逐瘀桃牡丹　赤芍乌药元胡甘

归芎灵脂红花壳　香附开郁血亦安

下卷

半身不遂论叙

医家立言著书,心存济世者,乃良善之心也。必须亲治其证,屡验方法,万无一失,方可传于后人。若一症不明,留于后人再补。断不可徒取虚名,恃才立论,病未经见,揣度立方。倘病不知源,方不对症,是以活之心,遗作杀人之事,可不畏欤!如伤寒、瘟疫、杂症、妇科,古人各有所长,对症用方,多半应手取效。其中稍有偏见,不过白玉微瑕。惟半身不遂一症,古之著书者虽有四百余家,于半身不遂立论者,仅止数人。数人中,并无一人说明病之本源。病不知源,立方安得无错?余少时遇此症,始遵《灵枢》、《素问》、仲景之论,治之无功。继遵河间、东垣、丹溪之论，投药罔效。辗转踌躇，几至束手。伏思张仲景论《伤寒》，吴又可著《瘟疫》，皆独出心裁，并未引古经一语。余空有活人之心，而无济世之手。凡遇是症，必细心研究，审气血之荣枯，辨经络之通滞，四十年来颇有所得。欲公之天下以济后人，奈不敢以管见之学，驳前人之论，另立方法，自取其罪。友人曰：真胸有确见，屡验良方，补前人之缺，救后人之难，不但有功于后世，正是前代之勋臣，又何罪之有？余闻斯议，不揣鄙陋，将男妇小儿半身不遂、瘫腿痿症、抽搐筋挛得病之源，外现之症，屡验良方，难治易治之形状，及前人所论脉理、脏腑、经络之错误，一一绘图申明其说，详述前后。以俟高明再加补助，于医道岂无小补云尔。

半身不遂论

半身不遂，病本一体，诸家立论，竟不相同。始而《灵枢》经曰：虚邪偏客于身半，其入深者，内居荣卫，荣卫衰则真气去，邪气独留，发为偏枯。偏枯者，半身不遂也。《素问》曰：风中五脏六腑之俞，所中则为偏风。张仲景曰：夫风之为病，当令人半身不遂。三书立论，本源皆专主于风。至刘河间出世，见古人方论无功，另出手眼，云：中风者非肝木之风内动，亦非外中于风，良由将息失宜，内火暴甚，水枯莫制，心神昏昧，卒倒无所知。其论专主于火。李东垣见河间方论矛盾，又另立论曰：中风者，气虚而风邪中之，病在四旬以后，壮盛稀有，肥白气虚者间亦有之。论中有中腑、中脏、中血脉、中经络之分，立法以本气虚外受风邪是其本也。朱丹溪见东垣方症不符，又分途立论，言西北气寒，有中风；东南气湿，非真中风。皆因气血先虚，湿生痰，痰生热，热生风也。其论专主于痰，湿痰是其本也。王安道见丹溪论中，有东南气湿非真中风一句，便云《灵枢》《素问》、仲景所言是真中风，河间、东垣、丹溪所言是类中风。虞天民言王安道分真中风、类中风之说，亦未全是。四方病此者，尽因气湿痰火挟风而作，何尝见有真中、类中之分？独张景岳有高人之见，论半身不遂大体属气虚，易中风之名，著非风之论。惟引用《内经》厥逆，并辨论寒热、血虚及十二经之见症，与症不符，其方不效者，可惜先生于此症阅历无多。其余名家所论病因，皆是因风、因火、因气、因痰之论，所立之方，俱系散风清火、顺气化痰之方。有云气血虚弱而中风邪者，于散风清火方中，加以补气养血之药；有云阴虚亏损而中风邪者，于滋阴补肾药内，佐以顺气化痰之品。或补多而攻少，或补少而攻多，自谓攻补兼施，于心有得。今人遵用，仍然无效，又不敢议论古人之非，不曰古方不合今病，便云古今元气不同。既云方不合病，元气不同，何得伤寒病麻黄、承气、陷胸、柴胡应手取效？何得中风门愈风、导痰、秦艽、三化屡用无功？总不思古人立方之本，效与不效，原有两途。其方效者，必是亲治其症，屡验之方；其不效者，多半病由议论，方从揣度。以议论揣度，定论立方，如何能明病之本源？因何半身不遂、口眼歪斜，因何语言蹇涩、口角流涎，因何大便干燥、小便频数，毫无定见，古今混猜。以一亏损五成元气之病，反用攻发克消之方，安得不错。溯本穷源，非错于医，乃错自著书者之手。嗟呼！此何等事，而竟以意度，想当然乎哉！

半身不遂辨

或曰：半身不遂，古人风火湿痰之论，诸家层次议驳，有证据可凭乎？余曰：即以仲景《伤寒论》中风篇云，中风则令人头疼身痛，发热恶寒，干呕自汗；《金匮要略》论伤风则令人鼻塞喷嚏，咳嗽声重，鼻流清涕。中风本门又云：夫风之为病，当令人半身不遂。今请问何等风，何等中法，令人头疼身痛，发热恶寒，干呕自汗？何等风，何等中法，则令人鼻塞喷嚏，咳嗽声重,鼻流清涕？何等风,何等中法,则令人半身不遂？半身不遂若果是风,风之中人,必由皮肤入经络,亦必有由表入里之证可查。尝治此症,初得时并无发热恶寒,头疼身痛,目痛鼻干,寒热往来之表症。既无表症,则知半身不遂非风邪所中。再者,众人风火湿痰之论,立说更为含混。如果是风火湿痰,无论由外中,由内发,必归经络。经络所藏者无非气血,气血若为风火湿痰阻滞,必有疼痛之症。有疼痛之症,乃是身痛之痹症,非是半身不遂,半身不遂无疼痛之症。余平生治之最多,从未见因身痛痹症而得半身不遂者。由此思之,又非风火湿痰所中。

半身不遂本源

或曰:君言半身不遂,亏损元气是其本源,何以亏至五成方病？愿闻其说。余曰:夫元气藏于气管之内,分布周身,左右各得其半。人行坐动转,全仗元气。若元气足则有力,元气衰则无力,元气绝则死矣。若十分元气，亏二成剩八成，每半身仍有四成，则无病。若亏五成剩五成，每半身只剩二成半，此时虽未病半身不遂，已有气亏之症，因不痛不痒，人自不觉。若元气一亏，经络自然空虚，有空虚之隙，难免其气向一边归并。如右半身二成半归并于左，则右半身无气；左半身二成半归并于右，则左半身无气。无气则不能动，不能动名曰半身不遂。不遂者，不遂人用也。如睡时气之归并，人不能知觉，不过是醒则不能翻身，惟睡醒时气之归并，自觉受病之半身，向不病之半身流动，比水流波浪之声尤甚。坐时归并，身必歪倒；行走时归并，半身无气，所以跌仆。人便云因跌仆得半身不遂。殊不知非因跌仆得半身不遂，实因气亏得半身不遂，以致跌仆。

口眼歪斜辨

或曰：半身不遂既然无风，如何口眼歪斜？余曰：古人立歪斜之名，总是临症

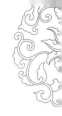

不细心审查之故。口眼歪斜并非歪斜，因受病之半脸无气，无气则半脸缩小；一眼无气力，不能圆睁，小眼角下抽；口半边无气力，不能开，嘴角上抽。上下相凑，乍看似歪斜，其实并非左右之歪斜。尝治此症，凡病左半身不遂者，歪斜多半在右；病右半身不遂者，歪斜多半在左。此理令人不解，又无书籍可考。何者人左半身经络上头面，从右行；右半身经络上头面，从左行，有左右交互之义。余亦不敢为定论，以待高明细心审查再补。

又曰：口眼歪斜，尽属半脸无气乎？余曰：前论指兼半身不遂而言。若壮盛人，无半身不遂，忽然口眼歪斜，乃受风邪阻滞经络之症。经络为风邪阻滞，气必不上达，气不上达头面，亦能病口眼歪斜，用通经络散风之剂，一药而愈，又非治半身不遂方之所能为也。

辨口角流涎非痰饮

或曰：口角流涎非痰饮乎？余曰：尝

治此症，见所流尽是清水，并非稠痰，明明气虚不固津液。不明此理，试看小儿气不足时，流涎者十有八九；高年人气衰时，流涎者十有二三。再以他症互相参看，流涎者属气虚无疑。

辨大便干燥非风火

或曰：患半身不遂兼大便干燥，古人名曰风燥，言其病有风有火，有是理乎？余曰：若是风火，用散风清火润燥攻下药，大便一行，风散火清，自当不燥。尝见治此症者，误用下药，下后干燥更甚，总不思平素出大恭时，并非大恭顺谷道自流，乃用气力催大恭下行。既得半身不遂之后，无气力使手足动，无气力使舌言，如何有气力到下部催大恭下行？以此推之，非风火也，乃 ① 无气力催大恭下行，大恭在大肠日久不行，自干燥也。

① 乃：原作"仍"，据文义、文例改。

辨小便频数、遗尿不禁

或曰：小便频数，遗尿不禁，有火有虚，有分别乎？余曰：有溺尿时玉茎内疼痛，尿一点一滴而出，兼之色红，乃是火症。若高年人或虚弱人，尿长而痛，其色清白，乃属气虚。溺孔开张，尿流而不知，名曰遗尿。不禁者，尿欲出，而人禁止不溺，尿仍自出，此专指小便自病而言。若半身不遂兼小便频数，遗尿不禁，绝无玉茎疼痛之苦，此是气虚不固提也。

辨语言蹇涩非痰火

或曰：说话不真，古名语言蹇涩。前人论舌之本，有痰有火，此理想来不错。余曰：非痰火也。舌中原有两管，内通脑气，即气管也。以容气之往来，使舌动转能言。今半身无气，已不能动，舌亦半边无气，亦不能全动，故说话不真。试看小儿气不足不能行走时，高年人气衰时，说话俱不真，是其证也。

辨口噤咬牙

或曰：既无风火，如何口噤咬牙？余曰：口噤自是口噤，咬牙自是咬牙，古人以口噤、咬牙混成一症，何临症粗心之甚！口噤是虚，咬牙是实。口噤是牙紧不开，咬牙是叩齿有声。在伤寒、瘟疫、杂症、妇科，有虚症口噤者，有实症咬牙者。独半身不遂，有口噤，绝无咬牙。亦有口噤太甚，下牙里收，其声如锉，似咬牙，实非咬牙，亦虚症也。如无半身不遂，又无他症相兼，忽然口噤不开，乃风邪阻滞经络，气不上达之所致，用疏通经络之剂而即愈。

记未病以①前之形状

或曰：元气既亏之后，未得半身不遂以前，有虚症可查乎？余生平治之最多，知之最悉。每治此症，愈后问及未病以前之形状，有云偶尔一阵头晕者，有头无故一阵发沉者，有耳内无故一阵风响者，有

---

① 以：原脱，据目录补。

耳内无故一阵蝉鸣者，有下眼皮长①跳动者，有一只眼渐渐小者，有无故一阵眼睛发直者，有眼前长见旋风者，有长向鼻中攒冷气者，有上嘴唇一阵跳动者，有上下嘴唇相凑发紧者，有睡卧口流涎沫者，有平素聪明忽然无记性者，有忽然说话少头无尾、语无伦次者，有无故一阵气喘者，有一手长战者，有两手长战者，有手无名指每日有一时屈而不伸者，有手大指无故自动者，有胳膊无故发麻者，有腿无故发麻者，有肌肉无故跳动者，有手指甲缝一阵阵出冷气者，有脚趾甲缝一阵阵出冷气者，有两腿膝缝出冷气者，有脚孤拐骨一阵发软、向外棱倒者，有腿无故抽筋者，有脚趾无故抽筋者，有行走两腿如拌蒜者，有心口一阵气堵者，有心口一阵发空、气不接者，有心口一阵发忙者，有头项无故一阵发直者，有睡卧自觉身子沉者，皆是元气渐亏之症。因不痛不痒，无寒无热，

———————————

① 长：通"常"。

无碍饮食起居，人最易于疏忽。

论小儿半身不遂

或曰：小儿亦有半身不遂者？余曰：小儿自周岁至童年皆有。突然患此症者少，多半由伤寒、瘟疫、痘疹、吐泄等症病后，元气渐亏，面色青白，渐渐手足不动，甚至手足筋挛，周身如泥塑，皆是气不达于四肢。古人以风治，是于此症阅历无多。

瘫痿论

或曰:元气归并左右,病半身不遂。有归并上下之症乎? 余曰:元气亏五成,下剩五成,周流一身,必见气亏诸态。若忽然归长于上半身,不能行于下,则病两腿瘫痿。奈古人论痿症之源,因足阳①明胃经湿热上蒸②于肺,肺热叶焦,皮毛憔悴,发为痿证,概用清凉攻下之方。余论以清凉攻下之药,治湿热腿疼痹症则可,治痿症则不相宜。岂知痹症疼痛日久,能令腿瘫,瘫后仍然腿疼。痿症是忽然两腿不动,始终无疼痛之苦。倘标本不清,虚实溷③淆,岂不遗祸后人!

补阳还五汤

此方治半身不遂,口眼歪斜,语言蹇涩,口角流涎,大便干燥,小便频数,遗尿

① 阳:原误作"肠",据清·文成堂本改。
② 蒸:原误作"燕",据文意、医理改。
③ 溷:hùn(混),通"混",混乱之义。

不禁。

黄芪四两,生　归尾二钱　赤芍钱半　地龙一钱,去土　川芎一钱　桃仁一钱　红花一钱

水煎服。

初得半身不遂,依本方加防风一钱,服四五剂后去之。如患者先有入耳之言,畏惧黄芪,只得迁就人情,用一二两,以后渐加至四两,至微效时,日服两剂,岂不是八两。两剂服五六日,每日仍服一剂。如已病三两个月,前医遵古方用寒凉药过多,加附子四五钱;如用散风药过多,加党参四五钱。若未服则不必加。此法虽良善之方,然病久气太亏,肩膀脱落二三指缝,胳膊曲而搬不直,腿孤拐骨向外倒,哑不能言一字,皆不能愈之症。虽不能愈,常服可保病不加重。若服此方愈后,药不可断,或隔三五日吃一付,或七八日吃一付。不吃恐将来得气厥之症。方内黄芪不论何处所产,药力总是一样,皆可用。

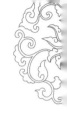

【方歌】

补阳还五赤芍芎　　归尾通经佐地龙

四两黄芪为主药　　血中瘀滞用桃红

瘟毒吐泻转筋说

上吐下泻转筋一症，古人立名曰霍乱。宋朝太医院立方，名曰《局方》，立藿香正气散以治之。以邪气伤正气之病，反用攻发正气之药，岂不愧太医之名。至我朝道光元年，岁次辛巳，瘟毒流行，病吐泻转筋者数省，京都尤甚，伤人过多，贫不能葬埋者，国家发帑①施棺，月余之间，费数十万金。彼时业医者，有用参术姜附见效者，便言阴寒；有用芩连栀柏见效者，则云毒火。余曰：非也。不分男妇老②少，众人同病，乃瘟毒也。或曰：既是瘟毒，姜附热，芩连凉，皆有见效者何也？余曰：芩连效在初病，人壮毒盛时；姜附效在毒败，人弱气衰时。又曰：有芩连姜附服之不效，而反有害者何也？余曰：试看针刺而愈

---

① 帑：tǎng（淌），钱财。

② 老：原误作"者"，据清·道光乙酉宏道堂本改。

者,所流尽是黑紫血,岂不是瘟毒烧炼？瘟毒自鼻入气管,由气管达于血管,将气血凝结,壅塞津门,水不得出,故上吐下泻。初得,用针刺其胳膊肘里弯处血管,流紫黑血,毒随血出而愈。或曰:所刺是何穴？请明白指示。余曰:余虽善针,不必论,是穴名曰尺泽。人气管周身贯通,血管周身亦贯通。尺泽左右四五根血管,刺之皆出血,皆可愈。尺泽上下刺之亦可愈。总之,用针所刺而愈,皆风、火、气有余之症,不足之症愈针愈坏。此针灸家隐讳而不肯言也。仓促之时,用针刺取其捷便也。一面针刺,一面以解毒活血汤治之。活其血,解其毒,未有不一药而愈者。但此症得之最速,伤元气最快,一半日可伤生。若吐泻一两时后,或半日后,一见腿抽,便是腿上气少;一见胳膊抽,便是胳膊上气少。如见眼胞塌陷,汗出如水,肢冷如冰,漫言凉药有害,即余所立解毒活血汤亦有过无功。此时无论舌干口燥,大渴饮冷,一时饮水数碗,放心用姜附回阳汤,一付可夺命。此法非浅医所能知也。

解毒活血汤

连翘二钱　葛根二钱　柴胡三钱　当归二钱　生地五钱　赤芍三钱　桃仁八钱,研　红花五钱　枳壳一钱　甘草二钱

水煎服。

【方歌】

解毒活血连翘桃　红花归壳葛赤芍

柴胡甘草同生地　吐泻良方用水熬

此方谓初得吐泻而言,若见汗多肢冷,眼塌,不可用。

急救回阳汤

若吐泻一见转筋,身凉,汗多,非此方不可。莫畏病人大渴饮冷不敢用。

党参八钱　附子八钱,大片　干姜四钱　白术四钱　甘草三钱　桃仁二钱,研　红花二钱

水煎服。①

【方歌】

急救回阳参附姜　温中术草桃红方

见真胆雄能夺命　虽有桃红气无伤

解毒活血汤与急救回阳汤，两方界限分清，未有不应手而愈者。慎之慎之。

---

①　水煎服：原阙，据文义、文例补。

论小儿[①] 抽风不是风

　　夫抽风一症,今人治之不效者,非今人错治,乃古方误人。古人不止论病立方误人,立病名曰抽风,风之一字尤其误人。又因此症多半由伤寒、瘟病或痘疹、吐泻等症,病久而抽,则名曰慢惊风。慢惊风三字相连立名,更为可笑,不但文义不通,亦未细察病源。若真是风,风之中人必由皮肤入经络,亦必有由表入里之表症可查。既查无外感之表症,古人何得著书立方总言是风。其所以言风者,因见其病发作之时,项背反张,两目天吊,口噤不开,口流涎沫,咽喉痰声,昏沉不省人事,以为中风无疑。殊不知项背反张,四肢抽搐,手足握固,乃气虚不固肢体也;两目天吊,口噤不开,乃气虚不上升也;口流涎沫,乃气虚不固津液也;咽喉往来痰声,非痰也,乃气虚不归原也。如不明此理,试看高年

----

①　小儿:原阙,据目录补。

人久病寿终时，或项强身重，或露睛天吊，或牙紧流涎，或痰声拽锯，或冷汗淋漓，一派气脱之症，明明显露。以抽风之两目天吊、口噤流涎、痰声拽锯互相参看，则抽风之症气虚无疑。元气既虚，必不能达于血管，血管无气，必停留而瘀。以一气虚血瘀之症，反用散风清火之方，安得不错！服散风药，无风服之则散气；服清火药，无火服之则血凝。再服攻伐克消之方，气散血亡，岂能望生！溯本穷源，非死于医，乃死于著书者之手。每见业小儿科阅历多者，绝不误人，因抽风古方不效，见抽风则弃而不治。亦有高手，看小儿现在之症，知将来必抽风，虽无方调治，亦必告知病家，此病恐将来抽风。何以知其将来必抽风？凡将欲抽风之前，必先见抽风之症，如见顶门下陷，昏睡露睛，口中摇舌，不能啼哭，哭无眼泪，鼻孔煽动，咽喉痰声，头低不抬，口噤无声，四肢冰冷，口吐白沫，胸高如碗，喘急气促，面色青白，汗出如水，不能裹乳，大便绿色，腹内空鸣，下泄上嗽，肌肉跳动，俱是抽风之兆。前二十症不必全见，但见一二症，则知将来必抽。其中有可治者，有不可治者，并所用之方，皆开列于后。若露睛天吊，不食不哭，痰鸣气喘，病虽沉重，乃可治之症；若天庭灰色，肾子上缩，或脉微细，或脉全无，外形虽轻，乃不治之症。

可保立苏汤

此方治小儿因伤寒、瘟疫或痘疹、吐泻等症，病久气虚，四肢抽搐，项背后反，两目天吊，口流涎沫，昏沉不省人事，皆效。

黄芪一两五钱，生　党参三钱　白术二钱　甘草二钱　当归二钱　白芍二钱　枣仁三钱，炒　山萸一钱　枸杞子一钱　故纸一钱　核桃一个，连皮打碎

水煎服。

此方分两指四岁小儿而言。若两岁，分两可以减半；若一岁，分两可用三分之

一；若两三个月，分两可用四分之一，又不必拘于付数。余治此症，一日之间，常有用两三付者。服至不抽，必告知病家，不可因不抽，遂不服药，必多服数付，气足方妥。

【方歌】

可保立苏故纸枣　　术归芍药参芪草

山萸枸杞水煎服　　一个核桃带壳捣

论痘非胎毒

夫小儿痘疹，自汉至今，著书立方者不可胜数。大抵不过分顺险逆，辨别轻重死生，并无一人说明痘之本源。所以后人有遵保元汤，用黄芪、人参者；有宗归宗汤，用大黄、石膏者；有遵解毒汤，用犀角、黄连者。痘本一体，用药竟不相同。遇顺险之痘，查小儿壮弱，分别补泻清凉，用之皆可望生。惟一见逆症，遂无方调治，即云天数当然，此不知痘之本源故也。或曰：古人若不知痘之本源，如何见逆痘便知几天死？余曰：此非古人知痘之本源也，因看痘多，知某日见苗，某日何形，某日何色，某日何症，治之不效，至某日必死。古人知逆痘几天死者，盖由此也。如知痘之本源，岂无方调治？或曰：如君所言，痘之逆症有救乎？余曰：痘之险症，随手而愈不足论。至于逆症，皆有本源，辨明本源，岂不可救？如余所治，闷痘不出，周身攒簇，细密如蚕壳，平板如蛇皮，不热即出，见点紫黑，周身细密无缝，紫白灰色相间，蒙头销口，锁项托腮，皮肉不肿，通身水泡，不起胀行浆，不化脓结痂。见点后抽风不止，九窍流血鲜红，咳嗽声哑，饮水即呛，六七天作痒，抓破无血，七八日泄肚，胃口不开。至危之时，头不能抬，足歪不正，两目天吊，项背后反等逆症。初见之时，辨明虚实，皆可望生。明此理者，知余补前人之未及，救今人之疑难；不明此理者，妄加评论，以余言为狂妄，而不知非狂也，知痘之本源也。不似诸家议论，出痘总是胎毒。诸书又曰：自汉以前，无出痘者，既云胎毒，汉以前人独非父母所生？此论最为可笑。若依古人之论，有谓胎毒藏于脏腑，而何以未出痘以前，脏腑安然无病？有谓胎毒藏于肌肉，而何以未出痘以前，皮肤更不生疮？又有谓胎毒藏于骨髓，或因惊恐跌仆，或因伤食感冒，触动其毒，发为天花。信如斯言，因惊恐跌仆，伤食感冒触动而发，则是自不小心。伏思出花正盛时，非止一人出花，少则一方，多则数省，莫非数省之人，同时皆不小心？此论更为无理。再见世上种痘之医，所种之痘，无论多少，无一不顺，若是胎毒，毒必有轻重，毒重者痘必险，何以能无一不顺？由此思之，如何胎毒二字牢不可破，殊不知痘非胎毒，乃胞胎内血中之浊气也。儿在母腹，始因一点真精凝结成胎，以后生长脏腑肢体，全赖母血而成。胞胎内血中浊气，降生后仍藏荣血之中，遇天行，触浊气之瘟疫，由口鼻而入气管，由气管达于血管，将血中浊气逐之自皮肤而出。色红似花，故名天花；形圆如豆，故名曰痘。总之，受瘟疫轻，瘟毒随花而出，出花必顺；受瘟疫重，瘟毒在内逗遛，不能随花而出，出花必险；受瘟疫至重，瘟毒在内烧炼其血，血受烧炼，其血必凝，血凝色必紫，血死色必黑，痘之紫黑是其症也。死血阻塞道路，瘟疫之毒外不得由皮肤而出，必内攻脏腑，脏腑受毒火煎熬，随变生各脏逆症。正对痘科书中所言，某经逆痘，不知非某经逆痘也，乃某经所受之瘟毒也。痘之顺逆，在受瘟疫之轻重。治痘之紧要，全在除瘟毒之方法。瘟毒不除，花虽少而必死；瘟毒若除，花虽多不致伤生。痘科书中，但论治胎毒，而不知治瘟毒，纵知治瘟毒，而不知瘟毒巢穴在血。若辨明瘟毒轻重，血之通滞，气之虚实，立救逆痘于反掌之间，此所谓知其要者，一言而终耳。

论痘浆不是血化

痘出时是红色，五六天后忽变清浆，次变白浆，次变混浆，次变黄脓，终而结痂。古人谓痘浆总是血化，若是血化，红血必能变白色。今请以血一盏试之，或以矾清，或以火熬，能使之变清水、白浆、混浆、黄脓乎？痘本血管内血中浊气，遇天行，触浊气之瘟疫，自口鼻而入于气管，达于血管，将血管中浊气与血，并气管中津液，逐之自毛孔而出，所以形圆色红。五六天后，痘中之血仍退还血管，痘内止存浊气津液。津液清，名曰清浆；清浆为瘟毒烧炼，稠而色白，故名白浆；白浆再炼，更稠而混，故名混浆；混浆再炼，稠如疮脓，故名黄脓；将黄脓炼干而结痂。痘不行浆，皆因血不退还血管；血不退还血管，皆因血管内有瘟毒烧炼，血凝阻塞血之道路。若通血管之瘀滞，何患浆之不行？

论出痘饮水即呛

出痘有四五天，七八天饮水即呛者，古人论毒火壅于咽喉，列于不治之症。总是不明咽喉、左右气门之体质。舌后为喉，即肺管；喉后为咽，即胃管。咽前喉后两边凹处，有气管两根，名左气门、右气门。舌根有一白片，其厚如钱，名曰会厌，正盖肺管、左右气门上口。人咽饮食，必以舌尖抵上腭，使会厌将肺管与左右气门盖严，饮食方可过肺管、左右气门，入后之胃管。试看人吃饭，饮食将入嗓至喉，未入咽时，或忽然冷笑，气暴上冲，会厌一开，或一粒米，或一滴水入左右气门，立刻由鼻呛出，是其证也。今痘毒烧炼，会厌血凝，不能盖严气门，故饮水渗入即呛。食不呛者，因微微小缝，能渗水而食不能入，故不呛。化开会厌中瘀血，其呛立止。

论七八天痘疮作痒

痘疮作痒者，当先分明皮肤。皮是皮，肤是肤，皮肤不分，如何能明痘疮作痒之本源？如人汤烫火烧，随起一泡，其薄如纸，即是肤。肤里肉外，厚者是皮。痘至六七天，瘟毒、浊气、津液尽归于皮之外，肤之内，痘窠之中，正气虚不能达痘中行浆、化脓、结痂，以致瘟毒外不得出肤，内不得入皮，毒在皮外肤里，故作痒。医家遵《素问》诸疮痛痒皆属于火之句，随用清凉之品，克伐生气，不但作痒不止，胃气转伤。有专用补气者，气愈补而血愈瘀，血瘀气更不能外达于皮肤。此时用补气破血之剂，通开血道，气直达于皮肤，未有不一药而痒即止者。

通经逐瘀汤

此方无论痘形攒簇，蒙头覆釜，周身细碎成片，或夹疹夹瘢，浮衣水泡，其色或紫、或暗、或黑，其症或干呕、烦躁、昼夜不眠，逆形逆症，皆是瘀血凝滞于血管，并宜用此方治之。

其方中药性不大寒大热，不大攻大下，真是良方也。

桃仁八钱,研　红花四钱　赤芍三钱　山甲四钱,炒　皂刺六钱　连翘三钱,去心　地龙三钱,去心　柴胡一钱　麝香三厘,绢包

水煎服。

大便干燥加大黄二钱，便利去之。五六日后，见清浆、白浆，将麝香去之，加黄芪五钱，将山甲、皂刺减半。至七八日后，桃仁、红花亦减半，黄芪可用八钱。此方指四五岁而言，若一二岁，分两可减半；若八九岁，分两可加一半。

【方歌】

通经甲皂麝香龙　逐瘀赤芍桃与红
连翘柴胡毒可解　便干微用大黄攻

会厌逐瘀汤

此方治痘五六天后，饮水即呛。

桃仁五钱,炒　红花五钱　甘草三钱　桔
梗三钱　生地四钱　当归二钱　玄参一钱
柴胡一钱　枳壳二钱　赤芍二钱

水煎服。

此方指五六天后呛水而言。若痘后
抽风兼饮水即呛者，乃气虚不能使会厌盖
严气管，照抽风方治之。

【方歌】

会厌逐瘀是病源　桃红甘桔地归玄
柴胡枳壳赤芍药　水呛血凝立可全

止泻调中汤

治痘六七日后，泄泻不止，或十余日
后泄泻，皆治之。

黄芪八钱　党参三钱　甘草二钱　白术

二钱　当归二钱　白芍二钱　川芎一钱　红花三钱　附子一钱，制　良姜五分　官桂五分，去粗皮

水煎服。

此方指痘六七天后泄泻而言，痘后抽风兼泄泻者亦效。不是初出痘泄泻之方。

【方歌】

止泻调中参草芪　术归芍药芎红随

附子良姜桂少用　气虚泄泻总相宜

保元化滞汤

治痘五六日后，痢疾或白或红，或红白相杂，皆治。

黄芪一两，煎汤，冲　滑石一两，末

晚服，加白沙糖五钱更妙。

此方乃余之心法，不独治小儿痘症痢疾，大人初痢、久痢皆有奇效。然大人初痢，滑石用一两五钱，白糖一两，不必用黄芪。久痢加黄芪，滑石仍用一两五钱。

【方歌】

保元化滞补攻方　一两黄芪煎作汤

为末滑石须一两　冲服痢止气无伤

助阳止痒汤

治痘六七日后作痒不止，抓破无血，兼治失音、声哑。

黄芪一两　桃仁二钱,研　红花二钱　皂刺一钱　赤芍一钱　山甲一钱,炒

水煎服。

此方治痘后六七日作痒甚者，抓破无血。不是治初出痘一二日作痒之方。

【方歌】

助阳止痒芪桃红　皂刺赤芍山甲同
声哑失音同一治　表虚因里气不行

足卫和荣汤

治痘后抽风，两眼天吊，项背反张，口噤不开，口流涎沫，昏沉不省人事，周身溃烂，脓水直流，皆治之。

黄芪一两　甘草二钱　白术二钱　党参三钱　白芍二钱　当归一钱　枣仁二钱　桃仁一钱五分,研　红花一钱五分

水煎服。

此方专治痘后抽风及周身溃烂。若因伤寒、瘟疫、杂症,疾久气虚抽风,抽风门另有专方。

【方歌】

足卫和荣芪草术　参芍归枣桃红扶

抽风风字前人误　服此还阳命可苏

少腹逐瘀汤说 ①

此方治少腹积块疼痛，或有积块不疼痛，或疼痛而无积块，或少腹胀满，或经血见时先腰酸、少腹胀，或经血一月见三五次，接连不断，断而又来，其色或暗 ② 或黑，或块，或崩漏兼少腹疼痛，或粉红兼白带，皆能治之，效不可尽述。

更出奇者，此方种子如神。每经初见之日吃起，一连吃五付，不过四月必存胎。必须男女年岁与月合成阳数方生子。如男女两人，一单岁，一双岁，必择双月方生子。如两单岁，或两双岁，必择单月方生子。择月不可以初一为定准，以交节为定准。要知偶有经过二十日结胎者，切记准日期。倘月份不对生女，莫谓余方不验。余用此方，效不可以指屈。

道光癸未年，直隶布政司素纳公，年

----

① 说：原阙，据目录补。

② 暗：原误作"案"，据文义、医理改。

六十，因无子甚忧，商之于余。余曰：此事易耳。至六月，令其如君服此方，每月五付，至九月怀孕，至次年甲申六月二十二日生少君，今七岁矣。此方更有险而不险之妙。孕妇体壮气足，饮食不减，并无伤损，三个月前后，无故小产，常有连伤数胎者。医书颇多，仍然议论滋阴养血，健脾养胃，安胎保胎，效方甚少。不知子宫内先有瘀血占其地，胎至三月再长，其内无容身之地。胎病靠挤，血不能入胎胞，从傍流而下，故先见血。血既不入胎胞，胎无血养，故小产。如曾经三月前后小产，或连伤三五胎，今又怀胎，至两个月前后，将此方服三五付或七八付，将子宫内瘀血化净，小儿身长有容身之地，断不致再小产。若已经小产，将此方服三五付，以后存胎，可保无事。此方去疾，种子，安胎，尽善尽美，真良善方也。

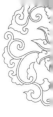

少腹逐瘀汤 ①

小茴香_{七粒,炒}　干姜_{二分,炒}　元胡_{一钱}

没药_{二钱,研}　当归_{三钱}　川芎_{二钱}　官桂

一钱　赤芍_{二钱}　蒲黄_{三钱,生}　灵脂_{二钱,炒}

水煎服。

【方歌】

少腹茴香与炒姜　元胡灵脂没芎当

蒲黄官桂赤芍药　种子安胎第一方

---

① 少腹逐瘀汤:原阙,据文例补。

怀 胎 说　兼记难产胎衣不下方

古人论胎在子宫分经轮养：一月肝经养，二月胆经养，三月心经养，四月三焦养，五月脾经养，六月胃经养，七月肺经养，八月大肠养，九月肾经养。若依其论，胎至两月，自当肝经交代，胆经接班，此论实在无情无理。儿在母腹，全赖母血而成，一言可了，何必图取虚名，故作欺人之论。又如子啼门云：儿在母腹，口含脐带疙瘩，吮血养生。请问：初结胎无口时，又以何物吮血养生？既不明白，何不归而谋诸妇，访问收生婆，访问的确再下笔，断不致遗笑后人。岂知结胎一月之内，并无胎衣，一月后，两月内，始生胎衣。胎衣既成，儿体已定。胎衣分两段，一段厚，是双层，其内盛血；一段薄，是单层，其内存胎。厚薄之间，夹缝中长一管，名曰脐带，下连儿脐。母血入胎衣内盛血处，转入脐带，长脏腑肢体，周身齐长，并非先长某脏，后长某腑。一月小产者并无胎衣；两月小产者有胎衣，形如秤锤，上小下大，不过三指长短；三月小产者，耳目口鼻俱备，惟手足有拳不分指。至足月临生时，儿蹬破胎衣，头转向下而生。胎衣随胎而下，胎衣上之血，随胎衣而下，此其长也。最关紧要是难产，古人原有开骨散，服之有效者，有不效者，其方总论活血开骨，不重用力劳乏。余每用开骨散，重加黄芪，不过一时胎即下。至胎衣不下，古人原有没竭散，始而用之，有效有不效，继而加倍用之，胎衣立下。药味要紧，分两更要紧。

古开骨散

治难产。

当归一两　川芎五钱　龟板八钱　血余一团, 烧灰

加黄芪四两, 生。

水煎服。

古没竭散

治胎衣不下。

没药三钱　血竭三钱

为末，滚水调服。

黄芪桃红汤

治产后抽风，两目天吊，口角流涎，项背反张，昏沉不省人事。

黄芪八两,生　桃仁三钱,研　红花二钱

水煎服。

妇科以《济阴纲目》为最，《医宗金鉴》择其方论，纂为歌诀，令人易读易记。惟抽风一症，方不效，余已补之。

古下瘀血汤

治血鼓。何以知是血鼓？腹皮上有青筋，是血鼓腹大。

桃仁八钱　大黄五分　䗪虫三个　甘遂五分,为末冲服,或八分

水煎服。与前膈下逐瘀汤轮流服之方妥。

抽葫芦酒

治腹大，周身肿。

自抽干葫芦，焙为末，黄酒调服三钱。若葫芦大，以黄酒入内，煮一时，服酒颇效。取其自抽之义。

蜜葱猪胆汤

治通身肿，肚腹不大。

猪胆一个，取汁　白蜜四两，两味调和一处
葱头四个，带白一寸　黄酒半斤

用酒煎葱两三沸，将酒冲入蜜胆内，服之立效。

刺猬皮散

治遗精，梦而后遗，不梦而遗，虚实皆效。

刺猬皮一个，瓦上焙干为末，黄酒调，早服。实在效，真难吃。

小茴香酒

治白浊，俗名骗白，又名下淋。精道

受风寒,汤药全不效。

小茴香一两,炒黄。

为粗末,黄酒半斤烧滚冲,停一刻,去渣服酒。

痹症有瘀血说

凡肩痛，臂痛，腰疼，腿疼，或周身疼痛，总名曰痹症。明知受风寒，用温热发散药不愈；明知有湿热，用利湿降火药无功。久而肌肉消瘦，议论阴亏，随用滋阴药又不效。至此便云：病在皮脉，易于为功；病在筋骨，实难见效。因不思风寒湿热入皮肤何处作痛，入于气管，痛必流走；入于血管，痛不移处。如论虚弱，是因病致虚，非因虚而致病。总滋阴，外受之邪归于何处？总逐风寒，去湿热，已凝之血更不能活。如水遇风寒，凝结成冰，冰成风寒已散。明此义，治痹症何难！古方颇多，如古方治之不效，用：

身痛逐瘀汤

秦艽一钱　川芎二钱　桃仁三钱　红花三钱　甘草二钱　羌活一钱　没药二钱　当归三钱　灵脂二钱,炒　香附一钱　牛膝三钱

地龙_{二钱,去土}

水煎服。①

若微热加苍术、黄柏,若虚弱量加黄芪一二两。

【方歌】

身痛逐瘀膝地龙　　羌秦香附草归芎
黄芪苍柏量加减　　要紧五灵桃没红

硇砂丸

治瘰疬鼠疮,满项满胸,破烂流脓,无不应手取效。

硇砂_{二钱,研细}　　皂角子_{一百个}　　干醋_{一斤}

前二味入醋内,浸三日,入砂锅内熬之,将干,将锅底硇砂拌于皂子上,候②干,以微火焙干,或以炉台上炕之。每晚嚼五粒或八粒,一日早晚或吃两次,以滚白水送。然干则皂子过硬,为末服亦可。

---

① 水煎服:原阙,据文义、文例补。

② 候:原作"再",据清·道光乙酉宏道堂本改。

方内硇砂有红白二种，余所用是红色者。未知白色硇砂功效若何。硇砂红色者，出库车北山洞中，夏令从洞中出火，人不能近前，冬令回民赤身近洞取之。本草言西域盐卤熬成者，误也。

癫狂梦醒汤

癫狂一症，哭笑不休，詈骂歌唱，不避亲疏，许多恶态，乃气血凝滞，脑气与脏腑气不接，如同作梦一样。

桃仁八钱　柴胡三钱　香附二钱　木通三钱　赤芍三钱　半夏二钱　腹皮三钱　青皮二钱　陈皮三钱　桑皮三钱　苏子四钱,研　甘草五钱

水煎服。

【方歌】

癫狂梦醒桃仁功　香附青柴半木通
陈腹赤桑苏子炒　倍加甘草缓其中

龙马自来丹

马钱子八两　地龙八条,去土,焙干,为末

香油一斤

将香油入锅内熬滚，入马钱子炸之，待马钱子微有响爆之声，拿一个，用刀切两半，看其内以紫红色为度。研为细末，再入前地龙末，和均，面糊为丸，绿豆大。每付吃三四分，临卧服，盐水送。若五六岁小儿，服二分，红糖水送。如不为丸，面子亦可服。如吃斋人，去地龙亦可。

治痫症，俗名羊羔风，每晚先服黄芪赤风汤一付，临卧服丸药一付，吃一月后，不必服汤药，净吃丸药，久而自愈。愈后将丸药再吃一二年，可保除根。病源记前"脑髓说"中。

黄芪赤风汤

黄芪二两,生　赤芍一钱　防风一钱

小儿减半,水煎服。

治瘫腿，多用一分，服后以腿自动为准，不可再多。如治诸疮诸病，或因病虚弱，服之皆效。无病服之，不生疾病。总书数篇，不能言尽其妙。此方治诸病皆效者,能使周身之气通而不滞,血活而不瘀,气通血活,何患疾病不除。

黄芪防风汤

治脱肛,不论十年八年,皆有奇效。

黄芪四两,生　防风一钱

小儿减半。水煎服。

黄芪甘草汤

治老年人溺尿玉茎痛如刀割,不论年月深久,立效。

黄芪四两,生　甘草八钱

水煎服。病重一日两付。

木耳散

治溃烂诸疮,效不可言。不可轻视此方。

木耳一两,焙干,研末　白沙糖一两,和匀

以温水浸如糊,敷之,缚之。

此方与刺猬皮治遗精,抽葫芦治鼓症义同。明此义,方可以学医。

玉龙膏 即胜玉膏

治跌打损伤，贴之颇效。

香油一斤　白蔹　升麻　当归　川芎
连翘　银花　甲片　川乌　象皮各四钱
乳香一钱半，末　没药一钱半，末　轻粉三钱，
末　冰片三分，末　麝香三分，末　白占①二两

将前九味药入油内炸枯色，去渣，入官粉三合，离火，再入乳、没、粉、片、麝，搅均，再将白占投入于内，摊贴之。此膏去官粉即糕子药，贴破烂诸疮，其效如神。木耳散、玉龙膏，溃烂诸疮可靠之良方也，不可轻视。

① 白占：即白蜡，又名白蜂蜡。

辨方效经错之源　论血化为汗之误

　　胞侄作砺来京，见脏腑图记，问曰：伯父所绘之图，经络是气管，皆本于卫总管，由卫总管散布周身，是周身经络通连，并非各脏腑长两经。侄思古人若不明经络，何以张仲景著伤寒，按足六经之现症，立一百一十三方，分三百九十七法，其方效者颇多，侄不解其理。余曰：尔看其首篇，细心研究，便知其方效论错之理。如首篇论足太阳膀胱经为寒邪所伤，是令人头疼、身痛、项强、发热、恶寒、干呕、无汗，用麻黄汤治之。若诸症如前而有汗，是伤风，用桂枝汤治之。所论是足太阳经，足太阳专通两足，而不通两手。其论传经，传足六经，不传手六经。尔看初得伤寒，头疼、身痛、项强、发热、恶寒，未有两胳膊、两手不疼痛、发热、恶寒者，用麻黄汤亦未有周身皆愈，而独不愈两胳膊、两手者，岂不是方虽效而论经络实错之明证？

若仲景以前，有人亲见脏腑，著明经络贯通，仲景著《伤寒》，必言外感寒邪入周身之经络，用麻黄汤发散周身之寒邪，一言可了。论有汗是伤风，以桂枝汤治之，以桂枝、白芍、甘草三味，然从未见治愈一人。桂枝汤所以不见效者，因头疼、身痛、发热、有汗，非伤风症也，乃吴又可所论之瘟疫也。又问：寒邪在表，自当见头疼、身痛、发热、恶寒、无汗之表症。初得伤寒，尚未传里，如何即有作呕之里症？仲景著论，王叔和等数十人注释，并未说明表症作呕之所以然，侄实不能明白，求伯父明白指示。余始看尔不过有读书之志，而无业医之才，今据尔此问，尚有思路，将来不致粗心，轻忽人命。尔问寒邪在表，如何有作呕之里症，余详细告汝。寒邪始入毛孔，由毛孔入皮肤，由皮肤入孙络，由孙络入阳络，由阳络入经，由经入卫总管，由卫总管横行入心，由心上行入左右气管，由左右气管上攻左右气门，故作呕，此表症所以作呕之本源也。用麻黄汤服之入胃，其药汁由津门流出，入津管，过肝，入脾中之珑管，从出水道渗出，沁入膀胱为尿。其药之气，即药之性，由津管达卫总管，由卫总管达经，由经达络，由络达孙络，由孙络达皮肤，由皮肤达毛孔，将寒邪逐之自毛孔而出，故发汗，邪随汗出，汗出邪散，故呕即止。此周身经络，内外贯通，用麻黄汤发散表邪，随汗而出之次第也。又问：仲景论目痛、鼻干、不得眠，是足阳明胃经之表症，以葛根汤治之，其方内有葛根，仍有麻黄，此理不甚明白。余曰：寒邪由表入经络，正气将寒邪化而为热，故名曰邪热。邪热上攻头顶，脑为邪热所扰，故不得眠。目系通于脑，邪热由脑入目，故目痛。鼻通于脑，邪热由脑入鼻，故鼻干。明是邪热上攻之火症，并非足阳明胃经之表寒，用葛根而愈者，莫谓葛根是温散之品，葛根乃清散之药也。其方内用麻黄者，发散在表未化之寒邪也。此又是方效经络错之明证。又问:仲景论胸胁痛、耳聋、口苦、寒热往来而呕,其症在半表半里,是足少阳胆经之症,用小柴胡汤治之,其方神效。俓思此症,若不在胆,其方又神效;若在胆经,胆又居膈膜之下,其痛又在胸胁,此一段,俓又不明白,余曰:尔看脏腑图膈膜以上之血府便明白。邪热入于血府,攻击其血,故胸胁作痛。邪向血内攻,血向外抗拒,一攻一拒,故寒热往来。热灼左右气门,气上下不通,故呕而口苦。邪热上攻,故耳聋目眩。柴胡能解血府之热,热解汗自出,邪随汗解,故效甚速。此亦是方效论经错之明证。至传变多端,总不外表里虚实。尔若明伤寒,须看吴又可之瘟疫。若见书少,必有偏寒偏热之弊。昨晚尔当客问:古人言汗在皮肤是血,发于皮肤外是汗,言汗即血化,此理尔不解。彼时不告汝者,非谓尔当客多言,因客粗知医,并非名手,故不当客告汝。汗即血化,此丹溪朱震亨之论,张景岳虽议驳其非,究竟不能指实出汗之本源。古人立论之错,错在不知人气血是两管,气管通皮肤,有孔窍,故发汗;血管通皮肤,无孔窍,故不发汗。何以知血管通皮肤无孔窍?尔看生疮破流黄水者,其毒由气管而来,每日常流黄水,其皮肤不红。疮毒若在血管,初起皮肤必红,必待皮肤溃烂,所流必是脓血。尔再看瘟毒发癍、出疹、小儿出痘,色虽红而不流血,岂不是血管通皮肤无孔窍之明证乎?侄作砺来京,因闲谈问余,彼时是书业已刻成,故书于卷末,以记之。

声　明

　　由于年代久远，在本书的重印过程中，部分点校及审读者未能及时联系到，在此深表歉意。敬请本书的相关点校及审读者在看到本声明后，及时与我社取得联系，我们将按照国家有关规定支付稿酬。

天津科学技术出版社有限公司